ÉTUDES SUR LES MALADIES DE LA PEAU

---

# NOUVEAU MODE DE TRAITEMENT DES DARTRES

(Mémoires communiqués à l'Académie des sciences)



PAR

**Le Docteur Félix ROCHARD**

Médecin des Prisons de la Seine,
Chevalier de l'ordre impérial de la Légion d'honneur.

---

**PRIX : 1 FRANC**

---

PARIS

ADRIEN DELAHAYE, LIBRAIRE-ÉDITEUR

PLACE DE L'ÉCOLE-DE-MÉDECINE, 23

—

1865

# AVANT-PROPOS

> « Tout médecin éclairé doit interroger la nature ; en interprétant ses lois avec intelligence, il est forcément conduit au succès. »
>
> ARISTOTE.

> « Il en est du métier d'observateur comme de tous les autres. On s'y perfectionne par la volonté et l'application. »
>
> A. SANSON.

L'étude des Maladies de la peau fait l'objet de nos méditations depuis plus de vingt-cinq ans. Nous avons introduit dans la science des idées nouvelles sur l'anatomie et la physiologie de l'enveloppe cutanée, et nous avons été conduit à la découverte d'un traitement particulier. De nombreuses guérisons obtenues, soit dans les hôpitaux, soit dans notre pratique privée, ont démontré à nos confrères et aux malades l'efficacité thérapeutique de notre méthode.

Ces travaux et ces succès ont nécessairement suscité des oppositions ; mais comme le progrès finit toujours par l'emporter sur les traditionnels errements de la routine, nous avons maintenant le bonheur de voir nos doctrines accueillies par l'École de Paris, acceptées par la grande majorité des praticiens, et suivies par la jeune génération médicale.

Comme complément de nos précédents travaux, nous publions aujourd'hui les trois mémoires que nous avons communiqués cette année à l'Académie des sciences, et qui ont pour but de déterminer d'une manière précise les caractères et le traitement rationnel des Dartres.

Si, comme nous l'espérons, quelque lumière est projetée sur cette question, — jusque-là si obscure, — nous nous en réjouirons, à la pensée surtout des heureux résultats qu'en retireront les malades.

Une grande impulsion est donnée au mouvement scientifique, et nous apportons notre pierre à l'édifice. Quand tout marche, ne pas avancer, c'est reculer.

F. ROCHARD.

Paris, 4 Novembre 1864.

9, *boulevard Sébastopol (rive gauche).*

# NOUVEAU MODE

DE

# TRAITEMENT DES DARTRES

## I

### MÉMOIRE SUR LA PATHOGÉNIE ET LE TRAITEMENT DES DARTRES;

(Présenté à l'Académie des sciences, séance du 21 mars 1864.)

« Durum et difficile tractanti malum herpetes offerunt, nec facilius de eis differenti..... »
(LORRY, *De herpetibus*, p. 264.)

Rien de difficile comme le traitement des dartres, en établir la différence n'est pas plus aisé.....

En acceptant le mot *dartres,* pour caractériser toute une grande classe d'affections cutanées, nous ne nous sommes pas dissimulé les objections qui devaient s'élever contre notre nomenclature. La réaction provoquée par celle d'Alibert qui, réunissant ces affections, en avait formé un de ses groupes, est encore puissante. Mais ce qui n'était, chez l'illustre dermatologue, qu'une aperception, étant devenu pour nous une certitude scientifique, nous avons pu, saisissant le joint vulnérable des théories adverses, baser notre détermination sur des considérations positives, irréfragables.

Dès l'antiquité, sitôt que les maladies de la peau ont fixé l'attention médicale, l'observation en a, comme d'instinct, distingué quelques-unes par leurs caractères communs. Ce sont celles qui furent rangées sous la dénomination collective d'*herpès* (de ερπειν, ramper), dénomination appliquée indistinctement dans le principe par les Grecs et les Latins à tous les ulcères rampants de la peau.

Pour éviter la confusion, à cet égard, Galien a dit : L'herpès n'est pas toujours un ulcère. « Herpes non semper ulcus est. » Il désigne surtout et seulement sous ce nom les éruptions qui, rongeant superficiellement le tégument externe, diffèrent ainsi des ulcères phagédéniques qui s'attaquent même aux parties sous-jacentes.

Les herpès, ainsi définis, sont ce qu'en France on a justement appelé *dartres*, dont il faut, toutefois, exclure la variété dite rongeante comme applicable non aux altérations superficielles, mais à des lésions profondes rapportées aujourd'hui à la scrofule ou à la syphilis. Si, dans son acception étymologique, le vieux mot gaulois *dartre*, de δαρτος, écorchure, n'a qu'une signification vague, le langage vulgaire, à défaut des auteurs qui l'ont employé ou omis, lui en a donné une plus certaine en le rendant synonyme de *maladies chroniques de la peau*.

Joubert, dans sa traduction de Guy de Chauliac, emploie le mot *dertes* ou *dartres;* Fernel, Sauvages, en l'inscrivant dans leur pathologie, ont pour ainsi dire consacré scientifiquement sa légitimité médicale. L'école anglaise de Willan l'a dédaigneusement repoussé. Mais, ingénieusement réhabilité par Alibert, il a conquis de nouveau sa place définitive. Dans son groupe des dermatoses dartreuses, l'éminent praticien a rapproché ainsi des maladies dont le symptôme dominant, la *reptation*, rappelle très bien l'ensemble des espèces herpétiques.

En vain Biett, MM. Cazenave, Gibert et Devergie ont-ils répudié comme faux et inutile le mot *dartres* au profit des idées de Willan, dont ils ont introduit chez nous la classification avec des modifications favorables à un diagnostic plus précis. Cette expression a survécu et si bien qu'aujourd'hui, pour M. Hardy comme pour Alibert, les dartres constituent une famille naturelle que le médecin de Saint-Louis subordonne à un état général : la *diathèse dartreuse*, cause occulte équivalant au vice dartreux des anciens, et confondant en une même entité morbide l'eczéma, le psoriasis, le lichen et le pityriasis.

M. Bazin rejette la diathèse de M. Hardy. Pour lui, les dartres, dont il reconnait neuf espèces, sont liées à une maladie constitutionnelle et qui prend rang à côté de la scrofule, de l'arthritis et de la syphilis. Une divergence fondamentale existe sans doute entre ces deux dermatologues. Mais ce qu'il importe, au point de vue que nous envisageons, c'est de constater que l'un et l'autre admettent les dartres auxquelles nos efforts, à nous-mêmes, ont pour but d'assigner une place incontestée dans le cadre dermatologique.

Ce court aperçu, nous le croyons, justifie suffisamment l'opportunité et l'emploi du mot *dartres,* et pour que, désormais, personne ne songe à le bannir du vocabulaire scientifique, nous allons, dans ce mémoire, essayer, problème nosologique de la plus haute importance, de préciser par une détermination rigoureuse le caractère des maladies qui composent notre groupe dartreux, et de fixer respectivement pour chacune le siége anatomique distinct où se passe, en définitive, leur évolution tout entière.

Les dartres ont, de tout temps, été l'écueil de la pathologie cutanée. On n'a pu ni les définir ni les classer. De là, la difficulté de leur opposer des moyens de traitement uniformes et efficaces. Sous le rapport de la description, les uns, comme Alibert, n'en ont envisagé que les aspects extérieurs; d'autres, avec Willan et Biett, se sont efforcés de les différencier d'après le caractère primitif de la manifestation locale. Les interprétations n'ont pas moins varié, quant à leur nature. Ce qui est ici l'expression d'une action générale, d'une diathèse ou d'une spécificité, là se réduit à un élément purement dermique. Aussi voit-on préconisés tour à tour, suivant les perspectives, soit les émollients, les émissions sanguines, les évacuants, les dépuratifs, les toniques, les substitutifs ou les applications externes.

Une expérience déjà vieille, aidée d'une réflexion soutenue, nous a permis d'entrevoir un nouvel horizon et d'échapper à cette atmosphère d'incertitude. Le désir de nous rendre compte de l'action thérapeutique des médicaments nous conduisit naturellement, aucune doctrine ne nous donnant ce secret, à en rechercher les conditions dans la structure et les fonctions de l'organe cutané. Quelques travaux antérieurs nous indiquaient cette voie, ceux de Malpighi entre autres. Guidés par ses découvertes en anatomie cutanée, Boerhaave, Morgagni, Astruc, Jackson, etc., tout en accordant encore une forte créance aux humeurs viciées, tendaient cependant, d'une manière sensible, à isoler ces éléments tégumentaires et à les considérer comme susceptibles d'affections séparées. Ils en faisaient seulement le siége de l'élimination morbide. Plus dessiné que ses devanciers, Lorry, le premier, rapporte à des éléments distincts la variabilité des produits sécrétés dont la consistance, la couleur et la nature dépendent de cette diversité d'origines anatomiques.

Alibert, quoique vacillant dans ses explications, incline au fond vers les mêmes vues. Après avoir confessé que, de son temps, on n'avait rien écrit de satisfaisant sur la formation des dartres, il fait cette réflexion : « L'homme, dit-il, s'est toujours cherché dans son intérieur, il s'est négligé dans son enveloppe. » Et plus loin : « Il est bien aisé pourtant de voir que les modes d'altération les plus familiers à la peau, quand elle a ressenti, plus ou moins, les effets de l'inflammation chronique, consistent dans des changements presque tous relatifs à sa texture. »

Biett prévoit l'époque prochaine où prévaudront les théories localisatrices. Cette manière de voir fut celle de M. Devergie, qui fit, dans ce sens, quelques tentatives, malheureusement infructueuses. Breschet en lit la démonstration dans l'organisation complexe de l'enveloppe extérieure. M. Cazenave y consacre un savant mémoire, en 1843. Enfin, M. Sappey attend lui-même une réforme radicale.

Partant de ces vues, et afin de mieux pénétrer dans le dédale obscur des phénomènes cutanés, nous aidant des connaissances récemment dues à l'investigation microscopique, nous avons été conduit à une première distinction qui nous a paru capitale, à séparer le derme, sorte d'enveloppe mécaniquement contentive, des éléments superposés. Concentrant dès lors sur ceux-ci l'effort de notre examen, nous avons pu, par la constatation de leur subordination et de leur rôle, suivre le mouvement pathogénique des dartres, saisir la raison de leurs différences, nous faire une idée du mode curatif des médications et, en particulier, de celle dont nous faisons le plus souvent usage.

Tout d'abord s'offre le réseau sanguin qui apporte la vie, l'aliment et les matériaux d'élaboration. Ensuite s'observent les papilles nerveuses où pénètrent et s'enchevêtrent les anses vasculaires et nerveuses qui contribuent pour leur part à l'animation des tissus et président spécialement à la sensibilité tactile. Maintenant, des extrémités des plexus sanguins exsude un plasma contenant des cellules qui, en s'organisant, constituent le corps muqueux ou réseau de Malpighi, lequel, à son tour, à mesure que se multiplient les cellules, produit, par la condensation de ses couches superficielles, l'épiderme ou substance cornée, et, se réfléchissant dans les anfractuosités du derme, donne lieu ici aux glandes sébacées, là aux bulbes pilifères, aux glandes sudoripares, et à la matrice des ongles. L'humeur sébacée, les ongles et les poils, analogues à l'épiderme, sont dus à une transformation spéciale des cellules muqueuses, qui dans le poil, par exemple, de molles et arrondies au fond du bulbe, affectent, en s'élevant, la forme ovoïde, puis fusiforme avec une consistance de plus en plus ferme. Plus vasculaires et plus nombreuses, faisant, si l'on peut ainsi dire, fonction de filtre pour la transpiration cutanée, les glandes sudoripares peuvent être seulement considérées comme des organes d'élimination excrémentitielle. Quant aux vaisseaux lymphatiques, les plexus si abondants qu'ils forment sont plus superficiels que les plexus sanguins et nerveux, et bien que jusqu'à présent on n'ait pu déterminer, d'une manière précise, leurs attributions, il n'est pas néanmoins impossible à l'induction de fonder sur leurs altérations morbides l'explication de certaine espèce dermique.

Plus ou moins les mêmes au fond, les variétés dartreuses dépendent des circonstances que nous venons de mentionner. Abstraction faite des causes spéciales, dont la réalité incontestable a été exagérée, un phénomène primitif s'impose à notre observation. Le système sanguin est le siége d'un mouvement congestif qui, dans les dartres, se traduisant par une inflammation lente et chronique, à différents degrés, se particularise selon les points d'élection qu'il affecte.

Le travail phlegmasique reste-t-il concentré dans le système sanguin sus-papillaire, par suite, l'excès ou la diminution de l'exsudation séro-plastique, la formation abondante des cellules muqueuses, leur détérioration ou leur dessiccation rapide, détermineront l'eczéma, le psoriasis et le pityriasis. Au contraire, l'action morbide se dirige-t-elle vers les glandes sébacées ou les follicules pileux, on aura les acnés et les sycosis. La congestion envahit-t-elle les papilles nerveuses, il se produit, suivant la proportion plus ou moins grande des vaisseaux sanguins qu'elles reçoivent du lichen ou du prurigo. Les groupes de plexus lymphatiques sont-ils, enfin, atteints, on observe les pustules psydraciées de l'impétigo. Les glandes sudoripares n'ayant, comme nous l'avons exprimé plus haut, qu'une fonction excrémentitielle, n'occasionnent pas de dartres.

Celles-ci, on le voit d'après les distinctions que nous venons de faire, se limitent à huit espèces correspondant à cinq siéges anatomiques. Elles ont, d'ailleurs, pour caractère, indépendamment de leur marche chronique et d'autres attributs communs, d'attaquer les parties les plus superficielles de la peau et dont les fonctions consistent à la régénérer et à l'entretenir. Ajoutons que l'abondance ou l'activité de tel ou tel élément, suivant les régions cutanées, expliquent la prédilection respective des espèces dartreuses pour des siéges déterminés, et même, sous ce rapport, l'intensité variable de leurs manifestations. Leur aspect, enfin, peut, dans certains cas, présenter des nuances de coloration qui, sans toucher au fond du mal, méritent d'être notées ; elles dépendent des modifications diverses ou de la persistance exagérée de la sécrétion pigmentaire.

Ou nous nous abusons, ou les explications qui précèdent rendent sensible la formation des dartres et mettent sur la voie du mode curatif qu'il convient de leur opposer. « Celui qui connaît la place d'une maladie dans l'ordre naturel, dit M. Martins (Thèse inaug., p. 6), sait aussi quel est le meilleur traitement à suivre. » La physionomie qui distingue chacune de ces affections n'exclut pas le lien de famille qui les réunit. On trouve ici comme dans beaucoup de phénomènes de la nature, diversité et unité. Sous le contraste des symptômes domine, fait culminant, la congestion.

Celle-ci, sans doute, a une cause. Mais si la phlegmasie chronique qui en résulte doit quelquefois à son origine un cachet spécial, dans la grande majorité des cas, tout se réduit, pour le thérapeutiste, aux effets locaux ; et alors même que des indices accuseraient un principe général, la congestion n'en mériterait pas moins une considération directe et extrême. La modification de l'état constitutionnel n'empêcherait nullement qu'on ne dût combattre dans son siége même l'engorgement inflammatoire.

Or, c'est précisément ce qui justifie, dans les cas les plus graves et en apparence les plus divers, les succès de notre méthode dont, on le sait, l'iodure de chlorure hydrargireux forme la base. Le mouvement que déterminent profondément les onctions appliquées sur la surface malade, en activant la congestion, augmente la vitalité fonctionnelle des tissus affectés et provoque une rapide et surabondante élimination de leurs produits. Dans chaque espèce dartreuse, les matières excrétées sont, dès lors, sauf la quantité et l'altération, de même nature que les produits normaux. Ainsi l'acné fournit la substance graisseuse des glandes sébacées ; dans l'eczéma, la fluidité du plasma se traduit par le soulèvement vésiculeux de l'épiderme, se compliquant, lorsque la phlegmasie dépasse une certaine mesure, de fissures et de croûtes dues, les unes à la disjonction et à l'entraînement des cellules épidermiques désorganisées, les autres aux mêmes cellules mélangées de sérosité et de pus qui se dessèchent au dehors ; par la condition opposée, le défaut d'humidité, les couches épidermiques plus sèches, tantôt se détachant, s'épaississant ou se superposant, donne lieu, sous diverses formes, aux squames ou squamules du psoriasis et du pityriasis. Dans le sycosis (et on pourrait le dire du favus qui, à bon droit, devrait figurer parmi les dartres), l'excrétion pustuleuse se compose de pus avec un détritus de cellules du bulbe pilifère et de poils qui, s'ils ne tombent pas, sont presque toujours altérés. La petite desquamation qui surmonte la papule lichenoïde tient à la dessiccation d'une gouttelette séreuse répandue au sommet. Quant au point noirâtre du prurigo, nous l'avons dit, il n'est autre qu'une légère coagulation sanguine provenant de l'excoriation de la pointe de la papule. Enfin, les produits de l'impétigo participent, en grande partie, de la nature lymphatique.

L'expérience confirme ces données. Dans son action, le médicament exerce une influence non seulement puissante, mais élective sur les éléments malades. L'excrétion provoquée est en rapport avec l'excrétion pathologique et normale. Ses proportions, d'autre part, ne sont pas uniformes. Abondante dans le principe, elle diminue d'une manière progressive pour s'éteindre ensuite définitivement. L'amélioration suit une marche correspondante. En général, la cessation de l'action topique est pour nous l'indice d'une guérison assurée.

Les onctions, du reste, ne se font pas d'une manière continue, mais par périodes successives. On les réitère d'abord quotidiennement, et à doses plus ou moins concentrées jusqu'à ce que la réaction locale produise ce que nous appelons une *poussée*, c'est-à-dire le mouvement expulsif aboutissant à l'élimination forcée des produits morbides. Ceux-ci, s'accumulant sur la surface cutanée, se dessèchent et tombent. Une fois la peau modifiée, on renouvelle l'opération, et lorsque, après plusieurs essais, on observe que le médicament reste sans action, en même temps que la peau, par suite du retour physiologique de la sécrétion, a repris son aspect naturel, on discontinue le traitement, ce qui parfois se réalise en quelques semaines ou peut exiger plusieurs mois. Les insuccès sont rares, les récidives plus rares encore.

Alibert, pour dépeindre l'action des Eaux de Louesch, avait imaginé le nom de *poussée*. Pour nous, ce terme n'a pas la même signification. Le mouvement éruptif, sous l'influence des Eaux de Louesch, se généralise à la périphérie. Il se restreint, en ce qui concerne, l'*iodure de chlorure hydrargireux*, au siége exclusif de la dartre.

L'effet thérapeutique a d'ailleurs quelque chose de *sui generis*. Locale sans doute, l'opération néanmoins n'a rien de commun avec les préparations externes qui font graduellement disparaître l'irritation chronique ainsi que les engorgements, les sécrétions et les croûtes. Il y a là une sorte de travail fonctionnel. C'est par le jeu actif des parties et non par la seule modification de leur vitalité, que la détersion s'effectue. Ce mode ne sera pas confondu non plus avec les onctions mercurielles, certaines eaux thermales, les sudorifiques, etc. Aurait-on affaire à une dérivation, à une révulsion? Non, car tout se passe ici sur l'emplacement même. Un rapprochement est plus rationnel avec la méthode substitutive; la similitude, toutefois, est loin d'être complète, la simple transition d'un état chronique à un état plus aigu ou son remplacement par quelque forme irritative n'offre qu'une faible image de cette forte aspiration éliminatoire qui se résume dans le mot *poussée* et dont la considération nous a suggéré l'idée d'appliquer à notre méthode la dénomination de *locale expulsive* ou *epispasique* (επι, sur, σπασις, action d'attirer), pour caractériser énergiquement cette puissante attraction du dedans au dehors à laquelle donne lieu l'iodure de chlorure hydrargireux.

La méthode épispasique représente véritablement une série de phénomènes inappréciés, un ordre tout nouveau d'influences curatives qui mérite de figurer à côté des autres ordres dont se compose actuellement la thérapeutique.

En terminant, nous croyons devoir faire ressortir les propositions suivantes :

1° Dans l'étude histologique de la peau, il faut séparer le derme des éléments superposés. La pathogénie des dartres est alors nettement saisie, et l'observateur peut s'expliquer les différences que présentent ces lésions cutanées suivant le siége qu'elles occupent.

2° Il existe huit espèces de dartres, correspondant à cinq siéges anatomiques; leur caractère commun est d'attaquer les parties les plus superficielles de la peau.

3° La congestion, cause efficiente, est toujours, quel que soit son point de départ, unique pour toutes les formes.

4° Les manifestations dartreuses sont purement locales; il importe de les combattre par des agents thérapeutiques locaux, exerçant sur les éléments malades une action élective et puissante.

5° L'iodure de chlorure hydrargireux est, dans ce cas, d'une grande efficacité : il détermine un mouvement expulsif qui aboutit *nécessairement* à l'élimination des produits morbides.

## II

## MÉMOIRE SUR L'INFLUENCE DE L'ALTÉRATION DU SANG DANS LA PATHOGÉNIE ET LE TRAITEMENT DES DARTRES;

Présenté à l'Académie des sciences, séance du 9 mai 1864.

> « Renovandus est vasorum tonus et ad pristinam stabilitatem restituendus, quod ultimam methodi in herpetibus curativæ paginam implet. »
>
> (LORRY, *De morbis cutaneis*, p. 337.)
>
> Renouveler le ton des vaisseaux, les ramener à leur état normal, voilà en quoi, finalement, consiste la méthode curative des herpes.

Dans notre précédent mémoire, après avoir montré qu'aucune des causes morbides mentionnées dans l'histoire de la dermatologie n'éclaire, d'une manière satisfaisante, la pathogénie des dartres, nous nous sommes appliqué à en rechercher la véritable condition dans l'étude histologique de la peau. Séparant le derme des éléments superposés, c'est dans ceux-ci, à l'exclusion des glandes sudoripares qui ne sont que de simples agents d'élimination excrémentitielle, que nous avons placé le siége anatomique des éruptions dartreuses.

Ce principe de localisation nous a logiquement conduit à une classification naturelle des espèces ressortissant aux seuls éléments qui président à la régénération et à l'entretien du tégument externe. Le mouvement expulsif, par lequel se traduit l'action de chacun de ces tissus cutanés, aboutissant à des sécrétions variées, il nous a été permis, sitôt que la congestion initiale porte atteinte à l'ordre régulier et selon l'élection qu'elle affecte, de suivre scientifiquement la formation des dartres, de nous rendre compte de leurs différences et même de leur nature.

Sur cette double donnée de physiologie et de pathologie, se fonde notre thérapeutique dont l'effet est de rétablir l'action expulsive interrompue ou troublée. Généralement, l'application topique de l'iodure de chlorure hydrargireux suffit pour une cure solide. Ce médicament, nous l'avons vu, n'opère pas seulement dans le sens de la maladie. La *poussée* qu'il détermine, la réaction qu'il provoque sont en raison directe de l'intensité des symptômes morbides ; en sorte qu'à mesure que ceux-ci disparaissent, l'une et l'autre diminuent pour cesser tout à fait quand la peau reprend son état habituel, sa texture normale.

Cette marche thérapeutique, fort curieuse assurément, s'éloigne tellement des habitudes, qu'on se la figure difficilement lorsqu'on ne l'a pas vue. M. le professeur de l'hôpital des Cliniques, avec le talent qui lui est familier, l'a très bien décrite dans une leçon sur un des malades qu'il a eu l'obligeance de nous confier et que nous avons traités sous ses yeux, dans son service. D'autres médecins d'hôpital, à qui nous devons savoir gré d'avoir également favorisé nos essais à l'Hôtel-Dieu, à la Charité, à Beaujon, à la Maison municipale de santé, etc., nous ont eux-mêmes avoué qu'ils n'auraient pu, avant d'avoir été témoins, se faire une idée de cette variété d'effets produits par un même remède.

On conçoit par là comment se rétablit l'équilibre fonctionnel des tissus lésés. Notre doctrine trouve une confirmation éclatante dans ces aspects divers d'une médication souveraine qui atteste jusqu'à l'évidence la réalité de nos localisations dartreuses, implicitement indiquées déjà dans ce passage du livre des dermatoses d'Alibert : « Ce qui déconcerte les observateurs, dit cet auteur, dans la recherche des causes qui influent sur le développement des dartres, c'est de voir ce genre d'affection se manifester chez des sujets qui jouissent au moins en apparence d'une bonne santé. On ne peut pas douter néanmoins que ces maladies ne tiennent à quelques désordres dans les actes fonctionnels de la peau. » C'est ce qu'on peut inférer, enfin, d'une opinion émise par M. Claude Bernard dans un discours prononcé au Collége de France : « Certaines affections de la peau, dit cet éminent physiologiste, ne sont qu'une amplification de structure ou d'action naturelle. »

Cependant, l'absolu ne se rencontre point dans la nature. Parfois, après une amélioration rapide, le traitement subit un temps d'arrêt ou même une véritable résistance. Il ne rétrograde pas, mais il n'avance plus. Ce n'est pas que son action soit épuisée. Au-dessus de la congestion dont les effets sont plus ou moins graves, il y a, dans ces cas exceptionnels, une complication qui paralyse l'influence médicatrice. Cette complication, quelle est-elle? « Rien, dit M. Claude Bernard, ne saurait être créé en pathologie sans que la physiologie vienne en quelque sorte y présider. » On est, en effet, dans le faux lorsqu'en dehors de cette dernière, on imagine des entités, des principes morbides. Spécificités, diathèses, états constitutionnels, tempéraments mal définis, tout cela ne répand qu'un jour fort douteux sur l'opiniâtreté parfois désespérante des dartres.

Nous avons dû rechercher des notions plus positives, et, pour cela, faire appel à la physiologie. Cette science n'existant point chez les anciens, ils en inventèrent une à leur usage. Méconnaissant le mécanisme des sécrétions et des exhalations, ils mirent les humeurs au même rang que le sang dont elles émanent. Chacune eut son individualité, son rôle, ses métamorphoses, et c'est à leurs altérations diverses que fut rapportée l'origine de la plupart des maladies. On sait, à cet égard, l'importance qu'Hippocrate et Galien surtout accordèrent aux dégénérations de la pituite et de la bile dans la production des affections cutanées.

Les découvertes modernes ne permettent plus de suivre des errements qui, sans contradiction, ont traversé les siècles. En instituant sur une base solide la hiérarchie des liquides organisés, la science, au point de vue normal et pathologique, concentre spécialement son attention sur le sang, source commune des humeurs. Un jeune médecin d'un grand savoir, M. Jaccoud, dans une thèse d'agrégation (*De l'humorisme ancien comparé à l'humorisme moderne*) a émis, sur ce point, les plus judicieuses considérations. Les humeurs, que l'antiquité croyait fixes et permanentes, sont, au contraire, changeantes et mobiles selon les conditions des organes qui les produisent et la constitution du sang qui en fournit les matériaux.

L'autonomie de ce fluide n'est point, en effet, constante. Réceptacle des éléments sans nombre que la nutrition jette dans son sein, le sang est, pour ses propriétés si variées et si variables, dans la dépendance des fonctions auxquelles il doit son origine et sa revivification. En sorte que si ses qualités importent essentiellement à l'assimilation dont il est le principe, aux sécrétions qu'il alimente et au jeu des parties dont il entretient la vitalité, lui-même, en tant que produit élaboré, est subordonné à l'état des appareils élaborateurs. Admirable enchaînement où, dans le cercle indéfini d'une alternance respective, la cause devient tour à tour l'effet et l'effet la cause !

Pour que la vie s'exerce dans sa plénitude, l'intégrité du sang est donc nécessaire. Mais celle-ci en suppose une autre non moins indispensable et relative à ce qu'on pourrait appeler les facteurs du fluide sanguin : absorption gastro-intestinale, respiration, système lymphatique ; la première faisant pénétrer dans ce liquide les matières assimilables, la seconde lui procurant le gaz comburant qui, dans la profondeur des tissus, opère toutes les oxydations interstitielles, le troisième qui, ramenant dans la circulation générale les matériaux surabondants ou usés de la nutrition, est, en outre, fonction la plus importante de toutes, chargé, au moyen d'un appareil glandulaire spécial, de régénérer les globules.

Les faits pathologiques sont soumis aux mêmes lois qui régissent l'ordre physiologique. Quand le sang s'altère, soit dans sa quantité ou sa qualité, c'est à une modification morbide de quelqu'une ou de l'ensemble des fonctions primordiales précitées qu'il faut rapporter cette altération. Celle-ci a son principe en dehors de lui, bien qu'une fois vicié, ce liquide exerce sur les tissus et les manifestations fonctionnels une influence anormale et nuisible.

Ces données méritent une juste considération dans l'étude des maladies, et non moins particulièrement dans celle des dartres. Non que, comme l'espéraient vainement les anciens, elles soient susceptibles de conduire à la découverte d'une cause prochaine, mais parce que, agrandissant la sphère des notions séméiologiques, elles peuvent multiplier les chances d'un diagnostic précis. Essayons d'en faire l'application à l'objet qui nous occupe.

Dans la plupart des cas, nous l'avons vu, le sang n'a pas subi d'altération sensible.

La congestion est exempte de complication grave. La médication, dès lors, en vertu de sa propriété élective, provoque une élimination de matières identiques à celles des sécrétions spéciales et normales des tissus affectés. L'abondance des produits, leur caractère, leur augmentation ou leur diminution successive, marquant les phases et les transformations de l'évolution pathologique, sont autant de signes qui nous permettent de distinguer les espèces dartreuses, d'en apprécier les degrés, d'en signaler la décroissance, d'en prévoir la disparition plus ou moins prochaine. Tout obstacle à cette issue favorable est un indice que la congestion dermique n'a pas sa simplicité habituelle. Or, l'altération du sang étant le plus souvent, dans ces circontances exceptionnelles, la cause de l'entrave apportée à la guérison, il convient, pour arriver à des indications pratiques, de rechercher par une exacte analyse quel est l'état de ce liquide.

C'est, en effet, dans la trame des capillaires sanguins du derme et des petits systèmes vasculaires propres aux glandes sébacées et sudoripares, aux papilles, aux follicules pileux que s'opèrent les mutations organiques de la peau et qu'elle emprunte au sang les matériaux destinés à la régénération de ses tissus et à ses produits de sécrétion. Pour que ces opérations s'accomplissent régulièrement, le fluide sanguin doit charrier assez de parties nutritives (fibrine, albumine, globules). Mais lorsque, sous une influence morbide, les proportions entre ces principes constituants viennent à être rompues, soit d'une manière absolue ou relative, l'organisation souffre et la congestion, notamment, peut recevoir de cette lésion une funeste atteinte.

On sait que les globules, plus nombreux chez l'homme que chez la femme, augmentent dans la pléthore et diminuent par toutes les causes d'affaiblissement et de détérioration. Les saignées répétées, de longues abstinences, la grossesse, la chlorose, l'anémie, les cachexies de toutes sortes, enfin les affections chroniques, tout cela contribue, en réduisant la quantité des globules à l'appauvrissement du sang. Dans les dartres rebelles à l'action topique de l'iodure de chlorure hydrargireux, presque toujours nous avons pu constater l'une ou l'autre, si ce n'est plusieurs de ces complications. Les premiers cas qui nous en ont suggéré l'idée appartenaient à des femmes enceintes. A mesure que progressait la gestation, l'éruption restait stationnaire jusqu'à ce que, la santé rétablie après la délivrance, la guérison eût repris son cours plus ou moins rapide.

On s'explique ce temps d'arrêt par la prédominance de l'albumine et de la fibrine. Ces éléments, facilement coagulables, obstruent les capillaires resserrés, entretiennent la turgescence des parties congestionnées et, par suite d'une élimination anormale, faillissent à leur mission régénératrice. Les excrétions dartreuses analysées par Vauquelin, sur la demande d'Alibert, n'ont guère fourni que de l'albumine et de la gélatine. Espérons que la chimie, cette science encore si nouvelle, avec l'aide de l'inspection microscopique, nous éclairera un jour sur la nature morphologique de ces phénomènes.

En attendant, reconstituer le sang, lui rendre ses qualités normales, est une nécessité fondamentale du traitement. Quant aux moyens d'obtenir ce résultat, il est clair que l'examen des trois grandes fonctions qui concourent à la formation de ce liquide, est seul capable d'aplanir la difficulté, la thérapeutique et l'hygiène devant être appropriées à la nature des symptômes, suivant qu'ils ont pour point de départ l'absorption des voies digestives, la respiration ou le système lymphatique. Le sang ainsi réparé, sa richesse en globules assurée de nouveau, on verra renaître la vie locale et, comme conséquence de ce réveil des organes, la médication recouvrer son action à la fois stimulante et expulsive. Tel est, après des interruptions en apparence inexplicables, le secret de certaines cures assez promptes dont l'expérience a déjà pour nous multiplié les exemples.

Définitivement, les cas complexes que nous venons d'examiner réclament un double traitement : l'un général ou interne, l'autre extérieur ou local. Il est bon d'observer, toutefois, qu'ici notre méthode expulsive conserve toute sa prépondérance. Car, si son action a été momentanément suspendue, elle reprend énergiquement son empire sitôt que cesse la résistance qui lui faisait obstacle, et c'est par elle, au surplus, qu'après le retour des tissus cutanés à l'état sain, s'effectue et s'achève la guérison.

De ces faits, voici les conclusions :

1° Il n'y a pas *nécessairement* altération du sang dans toute maladie dartreuse; mais lorsque l'action expulsive de l'iodure de chlorure hydrargireux est entravée, c'est qu'il existe, comme complication plus ou moins grave de la congestion initiale, une diminution de globules sanguins, avec prédominance absolue ou relative de la fibrine et de l'albumine;

2° Le mouvement expulsif que détermine notre traitement des dartres, la réaction qu'il provoque, sont en raison directe des symptômes morbides;

3° Lorsque le tégument externe est seul malade, il importe de le traiter localement; mais lorsque l'harmonie des éléments constituants du sang est rompue, il faut associer à la médication topique si efficace un traitement général qui rappelle à leur exercice normal les grandes fonctions auxquelles la constitution du sang est directement et immédiatement subordonnée;

4° Sous l'influence de cette thérapeutique rationnellement combinée, la vie des tissus cutanés se réveille et la guérison alors s'effectue.

## III

### MÉMOIRE SUR L'ACTION DES EAUX MINÉRALES DANS LE TRAITEMENT DES DARTRES,

Présenté à l'Académie des sciences, séance du 10 octobre 1864,

Non solâ experientiâ, sed etiam ratione
nititur medicina.

Tout le monde s'accorde aujourd'hui à reconnaître l'utilité des eaux minérales dans le traitement d'un grand nombre de maladies; mais il existe encore sur leur mode d'action beaucoup d'incertitudes et de doutes. La tendance à en rechercher l'explication par une cause exclusive, soit la minéralisation, soit le calorique, etc., peut être considérée comme un des principaux obstacles qui se soient opposés à l'éclaircissement de ce point. Certaines eaux, jouissant de propriétés reconnues, contiennent moins de principes fixes que l'eau de rivière. Les sources froides ne procurent pas d'effets moins salutaires que celles où le calorique domine. Quant à l'électricité, ce *quid divinum, cette vie des eaux*, comme on l'a appelée, nous attendrons, pour admettre le rôle important que M. Scoutetten aspire à lui faire jouer dans l'hydrologie médicale, que l'opinion se soit prononcée sur les interprétations et les expériences de l'habile praticien.

Selon nous, il est rationnel, en attendant du moins, d'envisager les eaux minérales dans l'ensemble et l'union de leurs éléments constituants. Cette tâche est ardue, sans doute; car les sources sont nombreuses. Mais, évidemment, on ne peut espérer arriver à quelque chose de précis qu'en soumettant chacune d'elles, sous le rapport de sa constitution chimique, de sa thermalité et de ses propriétés médicales, à une analyse méthodique et suivie. « La composition chimique des eaux, disent MM. Pétrequin et Socquet, une fois bien connue, il nous sera plus facile, en faisant l'application de nos connaissances en matière médicale, d'en expliquer les vertus et d'en fixer les indications. » La température, dont l'action, tour à tour sédative ou stimulante, motive les prescriptions, est également, de la part de ces savants, l'objet de remarques analogues. Alibert insiste, en outre, sur la nécessité de se faire une juste idée des maladies que l'on veut combattre; « sans cela, ajoute-t-il, il est difficile de diriger l'application des eaux d'après des principes clairs et justes..... On flotte dans le vague des hypothèses. » C'est ce que confirme encore, en 1846, Edwin Lee, dans ce passage : « L'action thérapeutique des eaux minérales est tellement en rapport immédiat avec leurs éléments minéralisateurs que leur prescription doit toujours être formulée sur l'indication précise de la maladie et sur la connaissance exacte de leur composition; » nous ajouterons et de leur température.

Ceci posé, recherchons les conditions par lesquelles les eaux minérales se rattachent à la cure des dartres. En examinant, au point de vue de leur pathogénie, ce qui a été dit des humeurs, de l'inflammation, des diathèses, des tempéraments, des idiosyncrasies, etc., nous avons constaté qu'en général, ces interprétations ne donnaient que des notions vagues. Leur nature est restée équivoque, leur traitement incertain. Pour nous, guidé par l'anatomie et la physiologie, nous avons démontré que les affections dartreuses ont pour siége les éléments qui servent à la régénération et à l'entretien de la peau, que leur genèse et leur forme dépendent de la congestion initiale qui s'opère au sein de chacun de ces tissus primordiaux, et qu'en ce qui concerne leur thérapeutique, notre traitement local, justifié par la théorie et confirmé par une expérience de plus de vingt années, suffit dans l'immense majorité des cas. Il les combat directement en favorisant la résolution de la congestion dermique. Que, par exception, la cure se trouve entravée par quelque altération sanguine, nous faisons intervenir les agents thérapeutiques les plus puissants en rapport avec la complication de manière à rendre toute son efficacité à notre médication topique. Les eaux minérales dont le choix doit être subordonné aux conditions que nous venons d'indiquer, sont, à cet égard, du plus utile secours.

Sur ce point, du reste, la science est peu avancée. Les uns n'ont vu dans les eaux minérales que les spécifiques de certaines diathèses; les autres, pour conjurer l'irritation locale, ont envisagé leurs propriétés sédatives, excitantes ou substitutives. Notre choix se base sur la nature des complications. Aussi, sans nous renfermer dans le cercle étroit des eaux réputées anti-herpétiques, recherchons-nous celles qui répondent le mieux, dans les cas particuliers, aux indications par nous reconnues.

Toutefois, avant d'arriver à cet exposé, nous aurons à résoudre une série de questions préliminaires. Les eaux minérales se prennent en bains, en douches, en boissons. Un de ces modes est-il préférable? où ont-ils une opportunité individuelle? Comment les bains agissent-ils? quelles parts reviennent à l'absorption, à la température, à la minéralisation? D'où dérive la poussée? Quels sont ses effets, sa signification?

A propos des bains, on a longuement discuté l'absorption cutanée. Nos devanciers y ont cru jusqu'à Seguin, qui, il y a près de quatre-vingts ans, l'a niée d'une manière formelle. D'autres expérimentateurs ont abouti à des conclusions confirmatives ou contradictoires; les uns avec Séguin, Magendie entre autres, soutiennent que la peau n'absorbe pas; les autres, Joung, Madden, Dill, Collard de Martigny, Berthold, Homolle, Duriau, etc., démontrent qu'après l'immersion dans un bain, le corps augmente plus ou moins de pesanteur; quelques-uns enfin, comme Kuhn, Turck, etc., faisant jouer, sur l'activité absorbante de la peau, un rôle considérable aux degrés extrêmes, froid ou chaud, de la température des bains. Turck, dans un bain d'une heure et demie à 43°, aurait perdu 4 kil. 1/2. Il en serait sorti affaibli, affamé et très fatigué.

La question, en janvier 1863, a été reprise avec ardeur à la Société d'hydrologie de Paris; mais le débat n'a abouti qu'à la formation d'une Commission dont les investigations sont encore à connaître. Seulement *à priori* elle a semblé incliner vers la négative, plusieurs membres ayant rapporté des faits de substances médicamenteuses non retrouvées dans les produits des excrétions. M. Willemin, dans un travail récent, croit, au contraire, à la réalité de l'absorption de l'eau et de certains médicaments (1). On nous permettra de reproduire, à ce sujet, un passage de notre *Traité des maladies de la peau*, où le point en litige a été assez longuement examiné :

« En ce qui regarde les muqueuses, leur fonction absorbante ne peut pas être mise en doute, car c'est un fait d'évidence qu'une partie des membranes qui tapissent les cavités des poumons absorbent l'air atmosphérique et d'autres gaz qui y sont mêlés; et de même on ne peut pas nier que les membranes intestinales n'absorbent avec une surprenante rapidité les substances alimentaires, médicinales ou toxiques qui y sont ingérées.

» Il en est tout autrement de l'épiderme : ce tissu, à raison même de sa destination fonctionnelle, doit être regardé *à priori* comme essentiellement réfractaire à l'absorption, puisqu'il a expressément pour but de mettre les organes intérieurs à l'abri de toutes atteintes du dehors.

» C'est là ce qu'indiquerait la théorie. Mais écoutons maintenant ce que les physiologistes contemporains ont dit sur cette question : Suivant Bérard, « l'enveloppe épidermique, peu pénétrable du dedans en dehors, présente un obstacle considérable à la pénétration du dehors en dedans. » Et Sappey, « l'épiderme se laisse très difficilement traverser par les liquides, soit que ceux-ci se portent du dehors au dedans, soit qu'ils se portent du dedans au dehors, comme à la suite des brûlures, après l'application des vésicatoires, dans l'érysipèle, etc., etc. »

» A son tour, M. Longet nous dit : que l'absorption de la peau peut s'effectuer aux dépens de l'*eau* ou de *substances dissoutes* dans ce liquide, ou bien encore de gaz de diverses espèces sans que l'épiderme soit intéressé. Mais cet auteur a soin d'ajouter que cette participation à l'acte absorbant *est assez faible*.

» Donc voilà trois de nos physiologistes les plus distingués dont l'opinion, au sujet de l'absorption cutanée, se borne à constater que cette fonction s'opère bien à la surface de la peau, mais dans une faible proportion.

(1) Mais il faut que les médicaments soient dissous dans l'eau du bain en quantité assez forte. Avec 30 grammes d'iodure de potassium dans le bain, il était impossible à M. Willemin de retrouver l'iode dans l'urine; lorsque, au contraire, l'eau du bain en renfermait au moins 100 grammes, on l'y trouvait aisément. (*Dict. encycl. des sc. méd.*, t. I, p. 225.)

» M. Kolliker creuse un peu plus la question. Suivant lui, les cellules épidermiques n'offrant point de pores visibles, ni dans leurs parois, ni dans leur intervalle, on devrait croire à une imperméabilité complète, c'est-à-dire à l'impossibilité absolue de traverser les cellules cornées soit par le moyen de pores, par imbibition, ou par endosmose ou exosmose, sans entamer l'intégrité de l'épiderme.

» Voilà une conclusion plus explicite que celle des auteurs précédents. Néanmoins, M. Kolliker, corrigeant ce qu'il y a de trop radical dans cette assertion, convient que l'absorption de l'eau et de quelques autres liquides, des pommades, et même quelques corps solides (soufre, cinabre), peuvent être introduits comme mécaniquement dans les canaux sudorifères à l'exclusion des conduits sébacés et pileux, ou que ces mêmes substances sont susceptibles de se mêler aux sueurs.

» Maintenant, reprenant en personne la parole au point de vue théorique de la question, nous rappellerons que chez les animaux les plus inférieurs l'absorption des fluides nourriciers et le rejet des fluides excrémentitiels s'opèrent par un même ordre de pertuis, distribués sur toute la surface de la peau. Il est certain aussi qu'en remontant les degrés les plus élevés de l'échelle animale, en même temps qu'on voit se creuser le canal intestinal, on voit aussi les orifices de la périphérie tégumentaire se fermer graduellement.

» Cependant, chez les lombrics, les araignées nocturnes, les scorpions, les acariens, les batraciens, les lézards et autres, l'introduction par la peau d'un air saturé de vapeurs aqueuses est encore indispensable à l'existence de ces animaux : aussi voit-on à la surface de leur tégument externe des orifices évidemment absorbants.

» Après cela, est-il rationnel de supposer que chez l'homme il y ait quelques restes de ces orifices primitifs dont la présence expliquerait tout naturellement cette petite quantité de fluides ou de liquides que tous les auteurs reconnaissent pouvoir être absorbés par la membrane cutanée ?

» Ce n'est qu'un point d'interrogation que nous posons ici, attendant avec une sage prudence que l'observation et l'expérience nous donnent une solution définitive de toutes ces difficultés.

» Si nous penchons à croire à une faculté d'absorption un peu plus considérable que celle qui a été signalée par les physiologistes contemporains, c'est qu'une étude minutieuse des glandes sudoripares nous a démontré que les conduits excréteurs, quoique formés de cellules semblables à celles de l'épiderme, c'est-à-dire polygonales et sans noyau dans la couche cornée, ou avec noyau dans la couche muqueuse, perdaient un peu de l'imperméabilité que nous voyons exister aux parties extérieures de la peau. Les couches de cellules de cet épithélium, peu épaisses, offrent une disposition verticale. D'ailleurs, si cette partie profonde de la glande sudoripare acquiert un degré plus grand d'absorption, c'est qu'elle participe déjà de la nature du corps muqueux dont elle est formée, et qui, par elle-même, est très perméable.

» Nous dirons avec M. Kolliker qu'il n'est pas impossible que des liquides et même des particules de cinabre et de soufre pénètrent dans les conduits sudoripares sans aucune rupture des cellules cornées, et que dans ce cas la glande sudoripare remplirait la double fonction de sécrétion et d'absorption. »

Cette vue trouverait un appui dans un rapprochement que nous fournissent les récentes expériences de M. Claude Bernard sur la physiologie des organes glandulaires. « Il y a, dit cet éminent observateur, entre les glandes et leur appareil vasculaire une facilité de communication que les notions anatomiques actuelles sont loin d'expliquer. Aussi l'absorption est-elle plus rapide dans les conduits et sur les surfaces glandulaires.

» La rapidité de l'absorption, ajoute-t-il, varie selon l'état de repos ou de fonctionnement de la glande. Elle est moins rapide pendant la période de sécrétion. »

Mais ce qui est surtout de nature à fortifier notre interprétation, ce sont les observations du docteur Kuhn, de Niederbronn, où l'on voit la singulière influence qu'exerce sur les fonctions absorbantes et exhalantes de la peau les modifications extrêmes de température des bains. « En théorie, dit-il, on devrait croire que l'eau tiède ou modérément chaude est plus facilement absorbée que l'eau fraîche, c'est précisément le contraire qui a lieu. » Kahtlor, dans des expériences faites à Vienne, en 1822, établit, en effet, que de 12°,50 à 18°,75 un bain pris pendant une heure augmente le poids du corps de 2 k. 1/2 à 3 k. 1/3. A 27°,50 l'augmentation n'est plus que d'un 1 k.; à 32°,50, 33°,75, elle serait nulle; à 36°,24, le poids diminue d'un kilog. Si on élève la température, cette diminution s'accroît progressivement, à ce point qu'à 56° elle atteint l'énorme proportion de 4 k. 1/4.

De ces faits, M. Kuhn induit que, pour activer l'absorption, la température du bain doit être inférieure à 30°, comme pour rendre l'exhalation plus rapide elle doit dépasser 35°, température du sang. En somme, et pour nous servir d'une conclusion de Patissier (rapport à l'Académie), au-dessous de 30°, le mouvement des liquides s'effectue de dehors en dedans, et au-dessus de 35° de dedans en dehors.

Le problème de l'absorption est donc plus complexe qu'on ne l'imagine. Il s'y mêle un double élément, celui de la température du liquide et de la transpiration cutanée. L'évaporation pulmonaire y joue même son rôle : « La quantité d'eau évaporée à la surface de la peau, dit M. Béclard, est, en moyenne, de 1 k. en vingt-quatre heures, et celle qui s'opère sur les poumons, de 400 à 500 grammes. »

Ajoutons, en ce qui concerne le poids du corps, qu'il faut tenir compte des phénomènes de l'imbibition. Car, cette propriété qu'a l'épiderme dépourvu de matière sébacée, comme le prouve l'immersion prolongée des pieds et des mains dans l'eau, n'est pas l'absorption.

Les faits de Collard de Martigny sont particulièrement favorables à notre théorie.

Ayant étudié l'absorption sur des régions limitées avec l'eau, le lait, le bouillon, il a non-seulement constaté la réalité du phénomène, mais que la faculté absorbante prédominait surtout aux mains. Or, on sait que les régions palmaire et plantaire sont seules privées de glandes sébacées; en compensation, elles contiennent un grand nombre de glandes sudoripares; d'où la vraisemblance que c'est par cette voie que l'absorption s'opère; ce qui vient, d'autre part, expliquer l'action de certaines préparations topiques. Cirillo, dont le traitement a joui autrefois d'une grande faveur, préférait, pour l'emploi de sa pommade, les frictions sur la plante des pieds.

Tout récemment la Société d'hydrologie médicale de Paris est revenue sur cette question. Suivant M. Mialhe, l'eau du bain s'introduirait pas endosmose. Mais, M. Sales-Girons lui oppose les expériences microscopiques de M. Hébert, qui attestent que la peau vivante ne se comporte pas comme la peau morte, et que l'imbibition ne pénètre pas au-dessous de l'épiderme. Cette couche stratifiée, cornée, invasculaire, lubréfiée, en outre, par la sécrétion sébacée, forme, en effet, un revêtement imperméable, un obstacle absolu à l'absorption. Par contre, cet obstacle n'existe pas pour les glandes sudoripares; ces pertuis qui, au nombre de 6 à 800,000 (Sappey), s'ouvrent à la surface du corps, plongent plus ou moins profondément dans le derme, le traversent même et sont enveloppées dans leur partie sécrétante par un riche lacis sanguin, sont, dit M. Paul Bert (*Nouv. dict. de méd. et de chir. prat.*), des bouches béantes par lesquelles on conçoit que puissent s'engager les substances extérieures, pour se trouver ensuite dans les conditions favorables à leur absorption. Mais, ajoute-t-il, ceci ne peut probablement avoir lieu qu'après un temps assez long, qui doit varier suivant la nature de la substance même et des véhicules employés.

Un point reste acquis, si la peau absorbe les liquides et même des sels en dissolution, comme semblent le prouver quelques faits pathologiques, ce n'est que lentement et en proportion minime. Nous pouvons, dès lors, répéter avec la commission d'hydrologie que « la peau de l'homme n'est pas la voie choisie par la nature pour faire pénétrer les liquides dans l'économie. »

Toutefois, si l'on doit moins compter sur l'emploi des médicaments sous forme de bains locaux ou généraux, nous n'en avons pas moins à signaler leur action topique.

Cette action, souvent, est à la fois sédative et excitante; toutes les eaux minérales renfermant une quantité notable de matière organique (glairine, barégine, etc.), produisent une sensation doucement onctueuse qui rafraîchit et assouplit la peau. Dans certaines conditions, cependant, relatives soit à l'élévation de leur température, à leur degré de concentration, ou à l'idiosyncrasie des sujets, elles deviennent stimulantes et déterminent sur la peau de la rougeur, des éruptions, même des irritations partielles.

MM. Pétrequin et Socquet font remarquer que la double propriété des eaux minérales, sédative et excitante, a été reconnue par la plupart des auteurs. Les eaux salines chlorhydratées sodique de Bourbon-Lancy, sodique et calcique de Lamotte-les-Bains, les silicatées et alcalines de Plombières, les sources alcalines mixtes de Néris, etc., bien que de constitution chimique différente, n'en exercent pas moins sur l'économie une action uniforme, *sédation* dans un bain à froid ou tiède (quelques degrés au-dessous de la chaleur du sang) *excitation*, plus ou moins vive, dans un bain chaud (quelques degrés au-dessus de la chaleur du sang).

La température varie ; on en a conclu que d'elle seule dépendent les effets opposés. C'est aller trop loin peut-être ; elle y contribue au moins pour la plus grande part.

En tous cas, ces observations expliquent comment des eaux thermales variées (sulfureuses, salines, alcalines) peuvent, en raison de leur vertu calorifique, s'appliquer avec le même succès dans des circonstances semblables. Dans la pratique, il importe dès lors d'avoir égard plus encore qu'aux éléments minéralisateurs au degré thermométrique. C'est la conduite que tiennent les hydrologistes les plus autorisés. S'agit-il de calmer une irritatian trop vive, de combattre une dartre fortement enflammée? Ils choisissent les eaux tempérées. Les eaux thermales stimulantes en bains ou sous forme de douches obtiennent, au contraire, leur préférence, lorsque l'affection offre une marche languissante et chronique.

Sous l'influence des premières, dit M. Pétrequin, l'excitation tombe et la guérison a lieu ; sous l'action vivement stimulante des secondes, les dartres s'animent, rougissent momentanément, et, à la suite de cette fluxion vers la peau, la maladie disparaît.

Les eaux sulfureuses dont la réputation anti-herpétique est si généralement établie, n'échapperaient pas à cette loi, quelle que soit la proportion de soufre ou de sulfure qu'elles contiennent, proportion d'ailleurs comparativement minime puisque, selon M. Pétrequin, les différences entre elles ne montent jamais au delà de 2 à 3 grammes, dose insignifiante pour un bain de 200 litres. Il y a plus : certains bains plus concentrés, Bordeu ou Richard à Bagnères-de-Luchon, produiraient à égale température, soit 28°, des effets moins excitants que d'autres moins chargés, spécialement les bains Reine et Grotte (Marc Pégot).

Une réserve, toutefois, doit être faite relativement aux eaux hydro-sulfurées. L'hydrogène sulfuré, pris à l'intérieur, exerce une action sédative, excite la peau, à l'instar d'un corps étranger, lorsqu'il est en contact immédiat avec elle ou dissous dans un bain. Plus la quantité est abondante, plus le résultat est saillant. De là des propriétés spéciales des Eaux d'Allevard, d'Urriage. M. Soubeiran, dans des expériences faites sur lui-même, a constaté cet effet local. S'étant plongé dans un bain artificiel qu'il appelle sulfhydrique, il ressentit, au bout de quelques instants, un vif picotement suivi bientôt d'une fluxion à la peau. « Chaque fois, dit-il, que j'ai eu recours à ce bain, j'ai éprouvé un sentiment de chaleur et de cuisson que je n'ai jamais ressenti au même degré avec les bains de sulfures alcalins. »

Tout porte à croire, d'après ces faits, que la puissance de certaines eaux sulfureuses dépend de la présence de l'hydrogène sulfuré, et que ce gaz, alors même qu'il n'existe pas à l'état libre, se dégage par suite de la réaction sur les sulfates des matières organiques. Ceci admis, on se rend compte de cette vive stimulation cutanée, de cette poussée, en un mot, que déterminent quelques eaux sulfatées calciques, Euzet, Louesch, etc.

Ce phénomène considérable de la *poussée* s'impose ici à notre analyse. Nous verrons tout à l'heure en quoi diffère de cette action des eaux le mouvement plus ou moins analogue auquel s'applique la même dénomination dans notre méthode. La poussée consiste dans une excitation générale et périphérique qui se traduit par l'irritation de la peau; de là des picotements, des démangeaisons, des éruptions variées, des vésicules, des papules, des pustules, des furoncles, des érythèmes, etc., etc., tenant aux éléments anatomiques spécialement affectés. Elle est commune à un grand nombre d'eaux minérales, qui donnent lieu à des rougeurs, à des démangeaisons (alcalines), à des éruptions miliaires (iodurées bromurées); mais elle n'est véritablement remarquable que dans les eaux sulfureuses et salines.

A cet égard, les Eaux de Louesch peuvent servir de type. On a nié qu'elles renfermassent du soufre, en nature sans doute. Mais le sulfate de chaux s'y rencontre en proportion notable, et si l'hydrogène sulfuré manque dans les eaux prises à leur source, il s'en forme dans les piscines, d'où se dégage une odeur sulfureuse due, suivant M. Fontan lui-même, à la décomposition du sulfate de chaux par les produits de la transpiration des baigneurs qui restent six à huit heures dans la piscine.

Allevard, Urriage, Aix en Savoie, Schinznach en Suisse possèdent, mais à un degré moindre, des propriétés analogues. La poussée que leurs bains déterminent, moins constante, moins régulière, offre rarement des pustules. Certaines eaux salines, agissant également dans le même sens, produisent, au contraire, des effets plus prononcés : telles sont les Eaux de Kreuznach, de Nauheim, Salins, Bex et Montmorot, etc., que l'addition d'eaux mères rend encore plus actives; elles occasionnent, entre autres, fréquemment des éruptions pustuleuses, parfois d'aspect varioloïde. Kreuznach même n'épargne pas, sous ce rapport, les parties couvertes de poils. Les iodures et les bromures alcalins paraissent ne pas être étrangers à cette vive stimulation cutanée.

On le voit, au point de vue de la poussée, il existe entre les eaux salées et sulfureuses un lien évident. Les eaux sulfatées calciques se rapprochent des eaux salines (chlorhydratées et sulfatées sodiques) et des eaux sulfurées calciques.

Quant à la température et à la durée des bains, elles devront se régler sur l'activité des eaux et l'impressionnabilité des sujets. Si l'eau est faiblement minéralisée, on pourra y prolonger le séjour de deux, quatre, dix heures et plus. Aisément supportée à Plombières, à Pfeffers, à Louesch, etc., une pareille prolongation n'aurait certainement pas le même succès à Barèges, Urriage, Salins, etc., enfin dans toutes les sources fortement chargées de chlorure de sodium ou de principes sulfureux.

Empruntant spécialement leurs vertus au contact et au degré de température, occasionnant une rubéfaction à la peau d'autant plus intense que l'eau est plus chaude, et secondées, si elle est froide par l'exercice, les douches ajoûtent peu à l'action de l'eau minérale.

Les éruptions multiformes étant le produit et le signe de la poussée, quelle idée s'en sont faite les auteurs, et quel but se sont-ils proposé en cherchant à la provoquer? La plupart la considèrent comme un moyen d'élimination des principes viciés, et de guérir les maladies en purifiant les humeurs. Mais, la science a fait justice de cette hypothèse créée par la vieille médecine humorale.

Quelques-uns voient dans la poussée, suivant l'intensité des symptômes ou la promptitude de son apparition, soit une puissante révulsion de nature à détruire une irritation chronique des organes internes, soit une modification profonde de la peau, substituant à une affection rebelle et invétérée, un état aigu à marche rapide. Il y a du vrai dans cette explication; nul doute que, sous ce double rapport, les eaux minérales ne procurent des résultats satisfaisants. Toutefois, si l'on considère que la guérison, dans beaucoup de cas, s'effectue sans la production du phénomène, on peut conclure que la poussée, dont l'action diffuse ne porte pas spécialement sur les points affectés, n'a qu'une valeur curative secondaire et n'est point indispensable pour déterminer et consolider la guérison des dermatoses rebelles aux ressources habituelles de la médecine.

Autres sont les effets de la *poussée* que provoque l'iodure de chlorure hydrargireux. Cet agent ne se borne pas, comme les eaux minérales, à produire sur la surface cutanée une irritation plus ou moins forte; son action se concentre sur les tissus altérés et, en même temps qu'elle modifie l'organisme tout entier, elle amène localement d'abondantes éliminations de produits morbides sans envahir en aucune façon les parties saines. Le propre de cette poussée est, effectivement, de constituer une sorte de travail fonctionnel se circonscrivant exclusivement dans les organes qui sont le siége de l'éruption. Ce qui confirme, d'ailleurs, ce caractère électif, c'est la nature même de ces produits en partie semblables, sauf l'abondance et l'altération, aux produits naturels ou morbides. Les tissus ne sont pas seulement modifiés dans leur vitalité, c'est par leur jeu suractif que la détersion s'effectue.

Par la raison que le remède n'agit point topiquement sur les parties saines, on conçoit que si le mal s'amende, la poussée diminue et cesse. C'est ce qu'on observe, et ce qui établit un dernier contraste de cette poussée avec celle des eaux minérales; à mesure que les dartres s'effacent, la sécrétion ou l'excrétion médicamenteuse se restreint, et le remède finit par ne plus produire qu'une rubéfaction légère. Ajoutons que ces cures ainsi opérées sont ordinairement définitives, tandis que les récidives sont fréquentes et promptes après les eaux minérales, dont on ne peut prolonger l'emploi sans inconvénient, plus de vingt ou de trente jours et qui, n'agissant pas radicalement, laissent les tissus prédisposés. Un avantage, enfin, important à signaler : les bains ne se prennent qu'en été; notre traitement est applicable en toutes les saisons.

Nous avons indiqué les obstacles qui s'opposent à une efficacité sérieuse des eaux minérales par les bains; aussi, lorsque, dans le but de détruire les complications qui parfois entravent la marche de notre traitement, nous jugeons utile d'y adjoindre les eaux minérales, préférons-nous un autre mode d'administration, celui en boissons; contraire en cela à la généralité des médecins hydrologues pour qui l'usage intérieur des eaux, auxiliaire utile mais non indispensable, a beaucoup moins d'importance que les bains, surtout sulfureux.

Prises en boissons, les eaux minérales ont une action plus rapide que le bain; aussi dans leur emploi doit-on apporter une modération prudente. Beaucoup d'entre elles fatiguent et irritent l'estomac, occasionnent de la lassitude, de la somnolence, de l'insomnie, de l'agitation, des étourdissements, de la fièvre, même des symptômes d'ivresse, comme lorsqu'elles contiennent ou dégagent de l'acide carbonique.

Certains malades croient, en buvant coup sur coup de larges verres, arriver plutôt au terme de la guérison. Erreur! la réaction énergique qui en résulte est bientôt suivie d'une dépression fâcheuse. En principe, il vaut mieux boire peu à la fois et recommencer plus souvent. Quant à la durée de la cure, toute limite assignée d'avance nous semble arbitraire. Elle se subordonne à la tolérance des sujets et aux résultats obtenus.

En somme, pour nous, les eaux minérales sont spécialement applicables lorsque quelque complication vient entraver la marche de notre traitement. Nous ne faisons acception d'aucune *à priori*. Notre choix se guide d'après la nature des altérations qui coïncident avec l'affection cutanée. Si tantôt nous employons les eaux sulfureuses, dans d'autres cas nous avons recours aux eaux salines, alcalines, ferrugineuses, iodurées bromurées, arsenicales, etc. Eu égard à leur emploi, les boissons dont les principes minéralisateurs pénètrent aisément dans l'économie nous paraissent devoir l'emporter sur les bains dont l'absorption réelle, mais insuffisante, a même été contestée. Ceux-ci, néanmoins, en raison de leur effet local, dû à leur température plus qu'à leur minéralisation, ont leurs médications spéciales.

Des considérations qui précèdent, nous croyons pouvoir déduire les conclusions suivantes :

1° Le traitement des dartres, tel que nous l'avons institué, agit directement et localement, en déterminant la résolution de la congestion dermique.

2° Les eaux minérales combattent plutôt les altérations sanguines ou les complications quelconques qui accompagnent les dartres, qu'elles ne guérissent les dartres elles-mêmes.

3° Le phénomène de la poussée, dû à l'action des eaux minérales sur le tégument externe, envahit tous les tissus, sains et malades ; la poussée, au contraire, que développe l'iodure de chlorure hydrargireux, se concentre électivement sur les points altérés et en élimine l'élément morbide.

4° Dans tous ces cas, tout à fait exceptionnels, quand le traitement local a été entravé par certaines complications, l'intervention des eaux minérales est réellement efficace.

5° Elles doivent alors être prises en boissons ; leur action topique est, en effet, trop diffuse : n'agissant pas radicalement, elle laisse subsister des chances de récidive ; de plus, l'absorption cutanée est trop problématique pour que l'on puisse faire reposer toute sa confiance sur la médication thermale externe.

Extrait de l'Union Médicale (nouvelle série)
Année 1864

# APPENDICE

## I

### Opinions des principaux organes de la Presse médicale

### SUR L'EFFICACITÉ DU TRAITEMENT DES MALADIES REBELLES DE LA PEAU

Par la Méthode du docteur ROCHARD.

L'efficacité du traitement des Maladies de la peau par la Méthode du docteur Rochard n'est plus aujourd'hui reconnue par lui seulement; toute la Presse scientifique a constaté les succès inespérés obtenus à l'aide de cette médication. Il suffira de citer ici les appréciations des journaux qui se sont le plus occupés de cette importante question.

En publiant une leçon faite sur ce sujet par l'éminent professeur de l'hôpital des Cliniques, le *Moniteur des hôpitaux* s'exprimait ainsi :

Lorsqu'une médication nouvelle surgit dans la science, le rôle de la presse est de l'annoncer d'abord, de servir ensuite de tribune aux observations qu'elle produit, aux débats qu'elle suscite, et à rectifier les unes s'il y a lieu, à diriger les autres s'ils tendent à s'égarer; enfin, lorsque les débats et les faits ont abouti à un seul résultat démontré, à proclamer, suivant la nature de ce résultat, ou qu'un progrès est définitivement acquis à la science, ou que ce progrès n'est qu'une illusion.

En ce qui concerne le traitement de l'acné rosacée (couperose) par la nouvelle méthode, le *Moniteur des hôpitaux* a rempli scrupuleusement le premier rôle : tous les faits propres à éclairer l'importante question soulevée par M. Rochard ont été publiés dans ses colonnes. Nous sommes heureux de reconnaître que le temps est arrivé aujourd'hui de quitter ce rôle et de remplir le second; nous en sommes heureux, parce que nous pouvions, en effet, proclamer, sans hésiter, qu'un progrès signalé est accompli en thérapeutique. De quasi-incurable, sinon de tout à fait incurable qu'elle était, l'acné rosacée est passée, grâce à la médication de de M. Rochard, dans la classe des affections les plus curables. Sera-t-elle curable dans tous les cas? C'est là une question que l'avenir se réserve; tout ce que nous pouvons dire, c'est que, dans tous les cas parvenus à notre connaissance, la guérison a été obtenue. C'est beaucoup plus qu'il n'en faut pour assurer à l'iodure de chlorure hydrargireux une place des plus importantes dans l'histoire de la thérapeutique. (*Moniteur des hôpitaux* du 22 juillet 1856.)

En faisant allusion à des faits de guérisons obtenues par M. Rochard, dans différents hôpitaux de Paris, l'*Union médicale* s'exprimait ainsi :

Nous avions plusieurs fois appelé l'attention des praticiens sur ce sujet, en publiant les observations et les réflexions de M. le docteur Rochard sur les bons effets du traitement de la couperose par sa méthode. Nous sommes heureux de voir que les encouragements que nous avons donnés à ces tentatives étaient mérités, et que les succès annoncés par M. Rochard se répètent publiquement. (L'*Union médicale*, 27 mai 1856.)

Enfin, le plus ancien recueil de médecine, les *Archives générales de médecine*, rédigées aujourd'hui par MM. Follin et Lasègue, professeurs agrégés à la Faculté de médecine de Paris, ont publié, dans le numéro de janvier 1857, la complète appréciation que voici :

Chaque année voit naître un nombre plus ou moins considérable de médications nouvelles qui viennent grossir, sinon enrichir le bagage thérapeutique du médecin. L'expérience nous a heureusement appris à nous défier de ces précieux agents qui font table rase des médications qui les ont précédés ; elle nous éclaire sur la valeur de bon nombre de ces spécifiques éphémères dont on aura demain oublié les succès. Aussi ne saluons-nous qu'avec une réserve prudente l'apparition d'un médicament nouveau, tant que les vertus qu'on lui prête n'ont pas été soumises au contrôle d'un examen sérieux et éclairé. Ce sont les résultats de cette expérimentation que nous avons attendus pour appeler l'attention de nos lecteurs sur le traitement de la couperose par l'iodure de chlorure hydrargyreux. Le médicament dont M. le docteur Rochard a le premier signalé les bons effets paraît devoir faire exception à la règle que nous rappelions tout à l'heure, et tout porte à croire qu'à l'exemple du chlorate de potasse, l'iodure de chlorure hydrargireux va prendre dans la thérapeutique une place importante et méritée.

Dès l'année 1855, M. le docteur Rochard insérait dans le *Moniteur des hôpitaux* (11 juin 1855) une note intéressante sur l'emploi de l'iodure de chlorure hydrargyreux dans diverses variétés d'acné et en particulier dans l'acné *rosacea indurata*, ou plus vulgairement couperose, affection dont on connaît l'opiniâtreté et la fréquente incurabilité. Les premiers travaux de M. Rochard sur cette nouvelle combinaison datent déjà de loin et remontent à l'année 1842 ; mais ce n'est que depuis les publications successives faites par ce praticien dans le *Moniteur des hôpitaux*, pendant les années 1855 et 1856, que la nouvelle médication a acquis une certaine notoriété. Dans ces différents articles l'auteur exposait quelques-uns des nombreux cas de guérison obtenue par lui, grâce à ce moyen, chez des malades atteints de couperose qui auraient été jusque-là réfractaires à tous les traitements ; il insistait encore sur les avantages qu'on pouvait tirer de l'emploi de cet agent médicamenteux dans certaines affections chroniques de la peau, lupus, eczéma, psoriasis, lichen, etc. M. le professeur de l'hôpital des Cliniques a eu lui-même l'occasion d'observer plusieurs cas de guérison par ce moyen, entre autres chez une malade qu'il a pu voir six mois après, et chez laquelle la guérison s'était maintenue ; aussi a-t-il trouvé le sujet assez important et assez neuf pour servir de texte à l'une de ses leçons cliniques.

Le moment nous paraît donc venu de signaler un incontestable progrès dans le traitement des maladies cutanées.

En appliquant ce traitement avec persévérance, M. Rochard a pu triompher d'un grand nombre de couperoses les plus graves, et dont la plupart avaient longtemps été traitées sans succès par des hommes compétents ; l'auteur en cite un certain nombre d'exemples dignes de fixer l'attention. L'acné ne serait pas d'ailleurs la seule affection cutanée à laquelle l'iodure de chlorure hydrargireux pourrait s'appliquer avec grands avantages; la scrofule et beaucoup de variétés de *dartres* en sont aussi très heureusement influencées.

Un mot sur la théorie à l'aide de laquelle M. Rochard entend expliquer l'influence bienfaisante de sa pommade. En employant cette médication, il n'espère pas juguler instantanément la maladie, et il ne craint pas de la répercuter; il s'efforce, au contraire, d'imiter les procédés à l'aide desquels la nature tend à la guérison. Quand la guérison spontanée ou provoquée survient chez un malade atteint de couperose ancienne, c'est, dit-il, au moyen d'une éruption aiguë ou poussée; c'est à l'aide de cette poussée que le principe morbide se fait jour au dehors et débarrasse l'économie. Par les poussées répétées que provoque l'application du topique, l'auteur est persuadé qu'il atteint le même résultat, puisqu'il n'a jamais vu la couperose être remplacée par aucune maladie, aucune incommodité, qu'on pût rapporter à une répercussion.

Nous pourrions citer ici quelques-uns des faits que publie M. Rochard, et qui nous paraissent très concluants. Mais, pour ne pas donner trop d'étendue à cet exposé, nous résumerons l'intéressante observation publiée dans le *Moniteur des hôpitaux* (26 juillet 1856). Rappelons toutefois que, dans les observations de M. Rochard, il s'agit de couperoses anciennes avec pustules suppurées et indurées, et épaississement considérable de la peau du visage, et que, dans ces cas rebelles à toutes les médications antérieures, la guérison a pu être généralement obtenue après quelques mois de traitement.

Observation. — J. M..., couturière, 30 ans, entre, le 7 avril 1856, à l'hôpital des Cliniques, service de chirurgie. Vers l'âge de 7 ans, elle a vu apparaître pour la première fois, sur le menton et sur le nez, de gros boutons rouges qui envahirent bientôt toute la face. La menstruation s'établit à l'âge de 16 ans, mais avec difficulté; les règles étaient irrégulières, insuffisantes; tiraillements d'estomac, inappétence. Les préparations ferrugineuses modifièrent heureusement les fonctions menstruelle et digestive ; mais les boutons continuèrent à se développer en grand nombre sur le nez, les joues, les lèvres, et principalement le menton. En 1848, une exaspération de l'acné détermina la malade, qui jusque-là n'avait suivi aucun traitement, à consulter M. le docteur Lehelloco, qui prescrivit des purgations fréquentes et une tisane amère. La malade se soumit à cette prescription pendant six mois environ, puis l'abandonna pour la reprendre l'année suivante; elle ne remarqua aucun changement dans son état.

En 1851, J. M... s'adressa à un homœopathe, dont elle suivit le traitement pendant dix-huit mois sans aucun succès; enfin, vivement affligée de l'aspect hideux que prenait son visage, elle se présenta à la consultation.

*État actuel :* J. M... présente sur toutes les parties du visage, excepté le front, un grand nombre de pustules volumineuses, très indurées, qui ne suppurent jamais; leur extrémité laisse parfois échapper quelques gouttelettes de sang. Les pustules très nombreuses qui ont leur siége sur le nez donnent à cet organe un volume considérable; les tissus, hypertrophiés et très denses, procurent à la malade une sensation de pesanteur au bout du nez, surtout quand elle baisse la tête. La coloration de la peau est d'un rouge lie de vin; cette coloration s'étend enfin sur les joues, principalement sur celle du côté gauche, où, en outre des pustules, se remarquent des tubercules assez volumineux et très durs. Quelques pustules occupent la lèvre supérieure, mais le menton en est surtout criblé; elles sont variables dans leur volume et dans leur induration; on voit dans leurs interstices des saillies arrondies, d'un blanc mat, qui ne sont autre chose que les cicatrices très anciennes de pustules qui ont guéri spontanément par la suppuration. Peau très épaisse dans les parties affectées; santé générale languissante; peu d'appétit; constipation opiniâtre; règles pâles et insuffisantes; toux sèche, qui persiste quelques jours après les règles.

*Traitement :* La première application de la pommade est faite le 8 avril par M. Rochard. Vu la gravité du cas, cette application s'est composée d'un plus grand nombre d'onctions que dans les cas ordinaires; la même modification a été apportée à toutes les applications.

Le 13 juillet, la marche rapide de la résolution des pustules permet d'espérer une guérison complète très prochaine, puisque les autres parties du visage ont repris leur état normal et que la santé générale s'est notablement améliorée. La malade sort de l'hôpital.

Le traitement continué pendant quelque temps encore, la guérison a été définitive.

Cette remarquable observation, et le succès qui a couronné le traitement dans un cas aussi grave, n'indiquent-ils pas tout le parti qu'on pourrait tirer rapidement de cette utile médication dans des cas moins anciens et d'une intensité plus modérée? *(Moniteur des hôpitaux.)*

## II

### Opinions de plusieurs organes de la Presse médicale

### SUR LE *Traité des Maladies de la Peau* DE M. FÉLIX ROCHARD.

Voici d'abord en quels termes s'est exprimé un éminent professeur, en présentant ce livre à l'Académie impériale de médecine :

« Il est peu de médecins, dit M. Velpeau, qui ignorent que M. Rochard s'est occupé, depuis » plusieurs années, de certaines maladies de peau, et qu'il les traite par des méthodes qui lui » sont propres. Ce volume, qu'il offre aujourd'hui au public, est l'exposé très bien fait et très » intéressant des doctrines et du mode d'opérer de M. Rochard. » (UNION MÉDICALE, 18 juillet 1860.)

*Gazette hebdomadaire de médecine et de chirurgie*, t. VII, n° 33, page 542. Extrait de l'analyse par M. le docteur DELASIAUVE :

En considérant les qualités exceptionnelles qui distinguent le livre de M. Rochard, l'horizon inattendu qu'il ouvre à la science et à la pratique, son mérite de composition et de style, on peut sans crainte lui prédire un succès assuré. Cet exemple, du reste, prouve une fois de plus combien la concentration de l'esprit sur un seul sujet peut communiquer de force. L'encyclopédisme aura beau prétendre, les détracteurs des spécialités auront beau s'agiter, ils n'aboliront jamais cette loi, qui, dans le présent comme par le passé, livre le secret des plus importants progrès à ceux qui circonscrivent leurs efforts dans un cercle étroit et accessible.

Le lecteur se demandera peut-être si M. Rochard a borné aux dartres ses applications épispasiques. Il n'en est rien, et nous commettrions une omission regrettable en ne donnant pas, à ce propos, une courte explication. Un lien étroit unit la famille des dartres. De leur examen découle la théorie, claire et précise. M. Rochard a craint d'altérer cette évidence en associant aux variétés précédentes des faits ou dont le caractère est moins nettement décidé, ou qui s'offrent dans un état de complication épineux. Ces faits, néanmoins, existent, et en assez grand nombre. M. Rochard a traité notamment beaucoup de lupus et de teignes. Franchissant même le cadre des affections cutanées, il a opposé le plus heureusement du monde à la scrofule et aux engorgements strumeux les préparations d'iodure de chlorure hydrargireux. On remarque, en effet, que ce moyen, outre son action topique, met énergiquement en jeu les fonctions viscérales. Des écrits antérieurs ont déjà consigné toutes ces circonstances ; mais en ce moment même M. Rochard prépare les bases d'un second ouvrage, destiné à compléter celui dont l'opinion est actuellement saisie, et qui viendra lui donner uue consécration irrévocable.

*Union médicale* (nouvelle série) du 26 août 1860. Extrait de l'analyse par M. le docteur Amédée Latour :

En définitive, on trouve à signaler dans cet ouvrage une classification nouvelle, basée sur une étiologie plus satisfaisante que celle des autres dermatologistes, une doctrine pathologique qui paraît fondée sur une interprétation judicieuse des faits, et enfin, condition plus essentielle encore, une thérapeutique spéciale dont les résultats méritent l'attention des praticiens.

*Journal des connaissances médicales et pharmaceutiques*, nº 3, 30 janvier 1861. Extrait de l'analyse par le docteur Beni-Barde :

Il y a eu et il y a encore de très bons livres, il y en a qui ne méritent pas toujours cette qualification ; quoi qu'il en soit, je soutiens que celui dont je veux parler aujourd'hui est du petit nombre de ceux qui vous instruisent en vous charmant.

Bien que petit quand on le compare à d'autres, on se tromperait si on croyait voir dans ce livre une de ces publications qui s'improvisent et qui passent ; c'est un gros livre, d'une œuvre réfléchie, où la pensée souvent profonde est servie par une logique étonnante, et un style toujours parfait. La faiblesse de notre esprit paresseux, qui aime à s'instruire sans fatigue, a été parfaitement comprise par l'auteur ; je l'en remercie sincèrement pour mon compte, en lui disant avec ce philosophe du dernier siècle, Diderot, si je ne me trompe : « Il n'est pas mauvais de ponctuer ses périodes avec des fleurs. »

Aujourd'hui donc, les maladies cutanées sont décrites partout ; tout le monde en parle, et naturellement les opinions sont bien diverses. Les uns, pour prouver le néant de certaines théories, en inventent d'autres. C'est que malheureusement notre science n'est pas comme la géométrie, elle ne se prête pas à la simplicité des lois immuables. Les opinions arrêtées n'appartiennent qu'aux doctes, le vulgaire flotte entre les extrêmes. Certaines de ces opinions sont formulées dans le livre de M. le docteur Rochard, et c'est parce qu'elles sont passées dans son esprit à l'état de conviction qu'il les a livrées loyalement au public.

..... L'auteur est entré dans toutes les questions; il les a traitées à sa guise, souvent avec une grande érudition, toujours avec un style attrayant; je lui ai trouvé de l'originalité là où chez quelques autres on ne rencontre que mortels ennuis. En finissant, s'il m'est permis de formuler un désir: je souhaite à M. Rochard que son livre soit lu.

*Journal de médecine, de chirurgie et de pharmacologie* (Bruxelles), 9 août 1861. Extrait de l'analyse par M. le docteur BOUGARD :

..... Après ces généralités, l'auteur décrit, avec beaucoup de soin, l'eczéma, depuis l'historique jusqu'au traitement. Nous devons signaler plus particulièrement les paragraphes relatifs au siége anatomique, aux récidives, aux variétés de l'eczéma.

L'auteur décrit ainsi successivement le psoriasis, le pityriasis, le lichen, le prurigo, l'impétigo, le sycosis; à propos de cette dernière maladie, l'auteur examine et discute, avec infiniment de talent, les difficiles questions de parasitisme et de génération spontanée; il y introduit des notions anatomiques et physiologiques nécessaires, non-seulement pour la solution de la controverse actuelle, mais encore pour jeter de nouvelles lumières sur l'ensemble de la pathologie cutanée. Enfin, il décrit l'acné et ses variétés. Le tableau que M. Rochard fait de ces diverses affections est tracé de main de maître, d'une clarté parfaite, exempt de détails superflus, d'une franchise et d'une sûreté d'expressions remarquables, abordant carrément les difficultés les plus ardues pour leur donner une solution profondément raisonnée, réfutant sans hésiter les opinions des grands maîtres qu'il croit erronées, examinant avec soin les moyens de guérison proposés, et, sans s'interdire de recourir parfois à quelques-uns de ces médicaments, recommandant pour toutes ces affections le moyen qu'il préconise avec une confiance inébranlable, c'est-à-dire la pommade d'iodure de chlorure hydrargireux. M. Rochard termine son livre en rapportant vingt observations de dartres, rebelles à tous les moyens, guéries promptement par l'emploi de sa pommade.

A nos yeux, l'œuvre de M. Rochard a un très grand mérite: non-seulement il met entre les mains une arme nouvelle et qui paraît très puissante contre des affections qui ne résistent que trop souvent aux agents que nous possédons, mais encore il fournit, sur une foule de points controversés, des données et des aperçus nouveaux dont on devra tenir compte désormais. Nous ne saurions trop recommander ce livre à l'attention des amis du progrès.

*La médecine contemporaine* (22 juin 1861). Extrait du Rapport lu à la Société médicale du 8me arrondissement, dans la séance du 6 juin 1861, par M. le docteur LINAS :

Messieurs,

Je viens remplir une facile et agréable mission : vous parler d'un bon livre.

Il est intitulé : *Traité des maladies de la peau.* L'auteur, vous le connaissez tous; il est des nôtres : c'est M. Félix Rochard.

Quant à l'œuvre, beaucoup d'entre vous la connaissent déjà, sans doute, et ont pu l'apprécier;

d'autres probablement ont oublié de la lire ou n'en ont pas eu le loisir. Aux premiers, je vais rappeler les impressions d'une lecture utile; aux seconds, j'inspirerai, je l'espère, le regret de n'avoir pas lu ce livre et le désir de le lire. . . . .

Le rapporteur, arrivé à la fin de sa tâche, ajoute :

Je vous demanderais pardon d'avoir si longtemps abusé de votre bienveillante attention, si je ne venais pas de vous entretenir d'un livre recommandable à tous égards.

Le *Bulletin général de thérapeutique médicale et chirurgicale*, 15 mai 1861. — Malgré sa véhémence, la critique non signée du livre de M. Rochard est forcée, par l'évidence des faits, à faire cet aveu :

. . . . . Mais il y a dans ce livre une vue thérapeutique nouvelle qui ne manque certainement pas d'originalité, et qu'on trouve largement exposée là, et qu'on ne trouve guère que là. Tout le monde sait que la médication topique que M. Rochard oppose aux déterminations locales de l'herpétisme, c'est l'iodure de chlorure hydrargireux. Cet agent, employé suivant une méthode que l'auteur décrit longuement, détermine sur les points où il l'applique une sorte de poussée qui, dans une certaine mesure, peut être assimilée à ce que depuis longtemps on appelle la *poussée thermale*. Seulement, ici, l'effet de la réaction est général, là, il est borné au point même où agit l'agent médicateur. L'auteur a bien recours en même temps à quelques autres moyens que la tradition consacre ; mais le point essentiel de la médication consiste évidemment dans l'action topique du nouveau composé chimique, et il explique son efficacité par l'expulsion de produits morbides semblables ou analogues à ceux fournis par l'organe affecté. En deux mots, l'iodure de chlorure hydrargireux est une sorte de maturatif spécifique qui, en dégorgeant les tissus malades, les ramène à l'état normal. Cette théorie est bien simple, il ne faut pas grand effort d'imagination pour la comprendre ; mais qu'importe, si elle est vraie? et nous croyons qu'elle est *vraie*.

Enfin, la *Revue médicale* du 15 novembre 1860 termine l'analyse du livre de M. Rochard en constatant « les succès remarquables d'une méthode nouvelle et efficace dont, en définitive, M. Rochard a enrichi la thérapeutique. »

## III

### Guérisons obtenues par M. F. ROCHARD dans les hôpitaux de Paris.

A l'*Hôtel-Dieu*, un lupus érythémateux, un psoriasis, un cas fort grave d'acné rosacée (couperose) infructueusement soignés à l'hôpital Saint-Louis, ont été traités et guéris dans le service du docteur Piedagnel.

A la *Maison municipale de santé*, les médecins ont constaté les avantages de la nouvelle méthode chez une infirmière atteinte d'une couperose pustuleuse depuis plus de vingt années, et qui avait résisté aux divers traitements de l'hôpital Saint-Louis. Cette affection hideuse du visage était considérée comme incurable.

A la *Charité*, M. le docteur Ch. Bernard a été témoin de cures complètes de lupus, d'acnés, de psoriasis rebelles, et traités sans succès à l'hôpital Saint-Louis.

A l'*hôpital Beaujon*, M. Robert, reconnaissant la supériorité de la nouvelle médication sur les autres moyens, a publié une observation de sycosis pustuleux et tuberculeux, que M. Rochard a guéri dans son service. (Voir le *Moniteur des hôpitaux* du 25 mai 1858.)

A l'*hôpital des Cliniques*, guérisons de plusieurs acnés rebelles; les observations se trouvent dans le *Moniteur des hôpitaux* (1855 et 1856).

Enfin, M. le professeur Andral a pu constater, chez une jeune femme qu'il avait confiée aux soins de M. Rochard, la guérison complète d'un *eczéma invétéré* en même temps qu'une notable amélioration de la santé générale. — Pas de récidive depuis deux ans passés.



---

PARIS. — Typographie FÉLIX MALTESTE et C^e, rue des Deux-Portes-Saint-Sauveur, 22.

www.ingramcontent.com/pod-product-compliance
Lightning Source LLC
LaVergne TN
LVHW021528140926
848035LV00047B/1247